PARALYSIES

LIÉES

AUX FRACTURES DE L'HUMÉRUS

Paris. A. Parent, imprimeur de la Faculté de Médecine, rue Mr-le-Prince, 31.

ÉTUDE

SUR LES PARALYSIES

DU MEMBRE SUPÉRIEUR

LIÉES AUX FRACTURES DE L'HUMÉRUS

Suivie d'une observation de névroplasie traumatique généralisée avec lésions secondaires des articulatious et des muscles.

PAR

Ferréol REUILLET

ANCIEN INTERNE DES HOPITAUX DE LYON,
LAURÉAT DE L'ÉCOLE DE MÉDECINE DE LA MÊME VILLE.

PARIS

ADRIEN DELAHAYE, LIBRAIRE-ÉDITEUR

PLACE DE L'ÉCOLE-DE-MÉDECINE.

1869

ÉTUDE

SUR LES PARALYSIES

DU MEMBRE SUPÉRIEUR

LIÉES AUX FRACTURES DE L'HUMÉRUS

Suivie d'une observation de névroplasie traumatique généralisée avec lésions secondaires des articulations et des muscles.

INTRODUCTION

Les paralysies traumatiques du membre supérieur se rencontrent assez souvent. On les observe à la suite des plaies, des luxations scapulo-humérales, des contusions simples, des compressions prolongées exercées par des tumeurs, par des béquilles... elles ont successivement attiré l'attention à des époques différentes.

Les paralysies du membre supérieur liées aux fractures de l'humérus ont beaucoup moins préoccupé les chirurgiens. Les faits publiés sont extrêmement rares et la plupart tout à fait incomplets. Aussi ne me serais-je probablement pas engagé dans cette étude très-complexe, sans les excellents conseils de mon maître M. Ollier, qui en outre a mis libéralement à ma disposition deux observations de ce genre, inédites et très-intéressantes. Réunies à d'autres faits, à ceux trouvés dans les auteurs, au cas si remarquable, publié en 1865, par le chirurgien en chef de l'Hôtel-Dieu de Lyon, elles m'ont permis d'aborder l'examen des divers mécanismes qui peuvent, dans les fractures de l'humérus, donner lieu aux lésions physiques des nerfs, lésions physiques d'où naissent les paralysies.

Un point était surtout important, celui de savoir distinguer dans quels cas ces affections traumatiques sont dues à une lésion de cause transitoire, ou à une lésion tenant à des conditions anatomiques permanentes. C'est dans la discussion élevée sur ce point qu'il fallait puiser les indications d'un traitement rationnel, de l'*intervention chirurgicale*, s'il arrive que celle-ci devienne indispensable.

Je devais surtout, n'ayant qu'un petit nombre d'exemples, ne pas donner des conclusions trop absolues. Je me suis efforcé de rester constamment dans les faits, afin d'éviter cet écueil.

Je signale, en terminant, l'observation rejetée à la fin de ce travail, en raison de son importance spéciale. C'est un cas remarquable de lésions développées dans les nerfs spinaux et dans la moelle, à l'occasion d'une fracture de l'humérus suivie de paralysie du membre sypérieur tout entier et de longues suppurations au niveau de l'os brisé. L'examen microscopique, fait avec le plus grand soin par M. le Dr L. Tripier, membre des sociétés anatomique et micrographique de Paris, lui a permis de découvrir des faits extrêmement curieux, dont l'honneur doit lui revenir tout entier.

CHAPITRE PREMIER.

DU MODE DE PRODUCTION DES LÉSIONS PHYSIQUES DES NERFS DANS LES FRACTURES DE L'HUMÉRUS.

Deux ordres de causes peuvent produire les traumatismes des nerfs dans les fractures de l'humérus, ou concourir à les produire.

Ce sont : 1° Des violences extérieures diverses : coups, chutes, armes à feu, etc.

2° Des causes ou violences internes, venant de l'os ou de ses dépendances : fragments osseux, cal, esquilles détachées des os, lambeaux de périoste transplantés.

§ 1. — *Causes externes.*

Ces causes offrent en général un mode d'action très-simple : un coup de feu brise l'humérus, il atteint le nerf en même temps. Un coup de pierre violemment lancée blesse également os et troncs nerveux. Une chute peut avoir le même résultat dans certaines conditions données.

Sous l'influence de ces agents vulnérants, il se produit, dans les cordons nerveux, des altérations variées qu'on peut rapporter à trois classes ; sections, contusions, compressions. Je ne veux point faire ici l'étude de ces lésions diverses, sur lesquelles d'ailleurs l'anatomie pathologique est loin d'avoir dit son dernier mot. Qu'il me suffise de faire remarquer que leurs causes tendent à produire un même effet, l'interruption des éléments essentiels du tube nerveux; par suite la dégénération granulo-graisseuse du bout périphérique.

Dans les sections, les troncs nerveux sont divisés d'une manière plus ou moins nette dans tous leurs éléments.

Dans les contusions, le choc brusque ou la pointe qui déchire déterminent dans les tubes conducteurs des altérations nombreuses pouvant aller, de la modification la plus légère, à l'écrasement, à la désorganisation la plus complète. « De longues expériences, dit M. Tillaux (1), seraient nécessaires pour établir scientifiquement le rapport existant entre le désordre anatomique et le trouble fonctionnel, pour remplacer par des dénominations précises ces expressions vagues de contusion faible et de contusion forte. »

Enfin dans les compressions, le tube nerveux subit des pressions périphériques ou latérales qui tendent à l'étrangler, à interrompre la continuité de la myéline et du cylindre de l'axe. Ce mot de compression indique en général une action lente et plus ou moins prolongée.

Les contusions et les compressions se présentent souvent en même temps. Comme il n'y a entre les deux modes d'action que des différences souvent difficiles à apprécier, et que les lésions produites semblent les mêmes dans un grand nombre de cas, il sera à peu près impossible d'établir la part proportionnelle de chacune dans un fait donné. Aussi ne chercherai-je point à faire cette distinction, inutile du reste pour la thèse que je soutiens.

Les exemples de paralysies liées à ces lésions produites dans les fractures, et en particulier dans celles de l'humérus, sont extrêmement rares dans les auteurs. Ceux-ci, pour la plupart, reconnaissent qu'elles doivent se présenter quelquefois. Et cependant, à peine m'a-t-il été

(1) Des Affections chirurgicales des nerfs. Thèse d'agrég., 1866.

possible, après des recherches nombreuses, de rencontrer sur ce sujet quelques observations, recueillies en général dans un autre but, et pour ce motif naturellement incomplètes. On n'est point étonné alors de trouver dans Malgaigne (*Tr. des fract.* p. 82) la phrase suivante : « Autant qu'il m'est permis de l'affirmer d'après les faits venus à ma connaissance, la lésion des troncs nerveux est extrêmement rare dans les fractures. »

En présence de cette pénurie, je me vois obligé de donner au moins une analyse de tous les faits.

Le Traité de l'électrisation localisée de M. Duchenne (de Boulogne) (1855) en renferme deux. Dans le premier, la blessure du radial est survenue à la suite d'un coup de feu. La balle a fracturé l'os au tiers inférieur et détruit en même temps le radial. La paralysie, bornée d'abord aux muscles animés par ce nerf, s'étendit en partie à ceux qu'innervent le médian et le cubital. Dans le second cas, il n'est pas fait mention de la cause du traumatisme.

J'ai rencontré dans divers auteurs l'observation suivante : la cause de la blessure du radial était la même que dans le cas analysé, c'était un coup de feu. Cette observation a été reproduite fort souvent, bien qu'elle ne prouve à peu près rien, avec le peu de détails dont elle est accompagnée. Ces reproductions multiples témoignent au moins de la rareté de faits pareils.

« Un artilleur reçoit un coup de feu qui brise l'humérus vers son milieu ; la fracture se consolide. *Après la formation du cal,* le mouvement d'extension est aboli, la sensibilité est perdue seulement à la partie moyenne de la face dorsale de la main » (1).

(1) Obs. due à Legendre, interne des hôpitaux de Paris, communiquée à Tailhé (Thèse de Paris, 1850, sur les paralysies de

Pourquoi incriminer ici le cal ? Avait-on recherché la paralysie avant l'application du bandage ? N'était-il pas tout aussi rationnel d'admettre qu'elle tenait à une blessure du radial par le coup de feu. Cette supposition est tout aussi probable ; elle devient à peu près une certitude en présence des faits cliniques et expérimentaux que nous étudierons plus tard, à propos de la compression par le cal.

Les chutes sont parfois suivies de fracture et de paralysie. Alors il devient difficile de savoir d'une façon exacte, si la lésion du nerf doit son origine à la cause extérieure, ou si le bout fracturé doit être accusé, dans le cas, par exemple, où la puissance qui produit la fracture étant énergique, l'extrémité d'un fragment vient perforer la peau ou tend à le faire. La connaissance précise du mécanisme étiologique pourra guider le plus souvent.

Toutefois cette question est bien secondaire. Au point de vue clinique, au point de vue du traitement dont je ne cherche, dans tous ces détails, que les indications, une seule chose importe, à savoir si la cause vulnérante a cessé d'agir ou si elle persiste dans son action. Cette dernière circonstance fera évidemment porter tous les torts sur la violence interne.

Dans la première alternative, que la cause soit interne, qu'elle vienne de l'extérieur, les moyens médicaux et l'électricité constituent tout le traitement.

Dans la seconde nous verrons plus loin quelles conditions exigent l'intervention chirurgicale.

l'avant-bras), reproduite par Parmentier (Mémoire : Moniteur des hôpitaux) et par Demarquay (Dictionn. de méd. et de chir. prat., art. Avant-bras).

§ II. — *Causes ou violences internes.*

Un second ordre de causes singulièrement plus utiles à bien connaître, au point de vue du mécanisme de production des paralysies et du traitement auquel il conduit, comprend le groupe des causes ou violences internes. C'est l'os qui agit par lui-même ou les tissus qui dépendent de lui. C'est sur la connaissance approfondie de leur mode d'action que devront s'appuyer les raisons d'intervention chirurgicale, s'il est nécessaire d'y recourir, ou d'abstention, s'il est préférable de laisser à la guérison le temps de se faire spontanément.

Je dois donc me livrer à leur étude d'une façon toute particulière.

Dans les fractures de l'humérus par causes externes, on ne prévoit guère quels nerfs seront le plus fréquemment atteints. Pour le plexus entier, j'ai cité plus haut un exemple ; plus loin j'en rappellerai un autre où le médian paraissait avoir seul complétement échappé. Dans les deux cas, la fracture était à quelques centimètres du sommet de la tête humérale, c'étaient des fractures du col chirurgical. Les deux faits de M. Duchenne présentaient des paralysies du radial : chez l'artilleur, c'est également ce nerf que la balle avait atteint. Ces trois fractures siégeaient au tiers moyen du bras. Nous verrons plus loin que les blessures du radial sont aussi fort communes au tiers inférieur.

Or le contraire seul eût pu étonner. En effet l'intimité des rapports que le radial affecte avec l'humérus dans cette région, leur étendue, le tour spiroïde qu'il décrit autour de l'os, l'exposent évidemment à des traumatismes plus nombreux au point de vue qui nous occupe. Que la violence extérieure vienne agir sur l'humérus, le nerf est tout à côté. Que l'os subissant une vive impulsion exerce des ravages autour de lui, le radial peut recevoir les premiers coups.

Aussi ce seront plus particulièrement les paralysies radiales que j'aurai en vue dans cette étude.

Le cubital, derrière l'épitrochlée, est, lui aussi, bien placé pour être souvent meurtri. Dans les contusions ordinaires, il est très-fréquemment atteint ; dans les fractures de l'épitrochlée, il semble devoir l'être quelque fois. Heureusement pour lui, ces fractures sont rares (Malgaigne) chez l'adulte ; moins rares toutefois chez les enfants (Coulon et Marjolin).

Quant au médian, au musculo-cutané, au brachial cutané interne, rien ne peut donner une idée de l'ordre de fréquence dans lequel ils ont pu être lésés. Le défaut d'observations ne me permet pas de juger.

Voyons donc quelles sont ces causes vulnérantes qui, du côté de l'os, produisent les lésions physiques des nerfs dont la paralysie est le symptôme ordinaire. Ce sont :

1° Les fragments osseux ;

2° Le cal ;

3° Les stalactites osseuses ;

4° Les corps étrangers détachés des os, esquilles, etc.

1° *Fragments osseux.*

Les fragments osseux peuvent déterminer les trois ordres de lésions dont il a été parlé au début de ce travail : des sections des nerfs, des contusions, des compressions. Ce sont les causes vulnérantes internes de beaucoup les plus communes.

Sections des nerfs. Je n'ai pas rencontré d'exemple de section des nerfs par les fragments osseux dans les fractures du bras. Mais ces faits ont dû se présenter. Les fractures compliquées avec issue des fragments semblent devoir les déterminer quelquefois. Elles ont été observées à la jambe, à l'avant-bras, etc. (1). D'ailleurs je ne veux les citer ici que pour mémoire.

CONTUSIONS *ou plaies contuses et* COMPRESSIONS. — Ce sont incomparablement les résultats les plus communs de l'action vulnérante des fragments osseux sur les différents nerfs. Dans les fractures de l'humérus, ce sont les seules lésions qu'aient produites les bouts fracturés dans les observations sur lesquelles je m'appuie pour discuter le mode d'action de ces violences internes.

Tantôt un seul fragment, une pointe osseuse détermine la blessure du cordon nerveux ; tantôt les deux extrémités rompues agissent pour produire cet effet. Il en résulte des piqûres, des déchirures, des contusions sans plaie, des compressions. Les piqûres et les déchirures paraissent cependant devoir être plus rares, si l'on en juge par la résistance qu'on attribue généralement au névrilème.

Le plus souvent ces contusions et ces compressions sont faites au moment de la fracture et ne se renouvellent pas; d'autres fois la cause persiste, elle entretient et augmente le mal par la répétition de ses effets. Cette persistance de la cause, la répétition de son action se présente surtout, autant que je puis en juger, dans les circonstances où le nerf demeure fixé à l'humérus par une

(1) Alquié, Bull. gén. de thérap., 1849. — Smith, Dublin Journal sc. med., t. XV; 1839. — Alquié trouva, dans un cas, à l'autopsie d'un homme mort de tétanos, le nerf tibial antérieur *meurtri, pilé* entre les fragments. — Descot, Thèse de Paris, 1822.

pointe osseuse, ou maintenu entre les bouts fracturés qui peuvent le piquer, le comprimer simultanément. C'est également dans ces deux dernières conditions que le cal venant à se former, va englober le nerf et ajouter à la contusion et à la compression de la pointe osseuse ou des fragments, une compression nouvelle.

D'où trois ordres de faits possibles et observés :

A. Contusions ou compressions produites par une cause momentanée.

B. Contusions ou compressions dont la cause persiste, entretient et augmente le mal.

C. Contusions et compressions prolongées auxquelles se peut ajouter une compression nouvelle par le cal.

A. *Contusions ou compressions momentanées*. — Benjamin Granger, dans le *Journal de médecine et de chirurgie d'Édimbourg* (1), rapporte trois observations de fracture du condyle interne de l'humérus avec paralysie du cubital. Elles ont l'avantage d'être à la fois les trois premiers faits connus de fractures de l'épitrochlée (*voir* Malg. *Traité des fract.*), et trois faits de paralysie du cubital par l'action du condyle. Tous les trois se sont accompagnés de poussées éruptives sur le trajet du nerf blessé. L'auteur n'a pas saisi le rapport qui liait ces deux affections. Les éruptions ont persisté deux à trois mois, et B. Granger les a attribuées au froid de l'hiver (*to the cold weather of the winter*).

Dans la première observation, la paralysie avait cessé au bout d'un an et demi, cessation que l'auteur explique

(1) Benj. Granger, On a particular fracture of inner condyle of the humerus (Edinburgh medical and surgical Journal, t. XIV, p. 196; 1818).

par l'habitude contractée par le cubital à l'égard de la pression du condyle. Cette dernière assertion n'est pas soutenable, en présence des phénomènes donnés dans la note à laquelle j'emprunte ces détails. En effet, il est dit que la paralysie fut immédiate; on ne parle ni de fourmillements, ni d'engourdissement, ni de ces douleurs prémonitoires qui précèdent, dans les faits de compression, la perte complète de sensibité. L'abolition de cette dernière a été d'emblée complète, sans douleur. Tout porte donc à croire qu'on a eu affaire ici à une lésion du cubital produite au moment même de la fracture.

D'autres fois la paralysie survient dans des cas où la contusion est évidente, sans qu'il soit aussi facile d'en saisir le mécanisme. Coulon relate un fait de fracture intra-articulaire de l'épicondyle avec luxation du coude en arrière, fait dans lequel il y eut paralysie consécutive du radial. Il est probable que c'est l'épicondyle fortement entraîné en arrière et en dedans qui a vivement pressé le radial à la fin de sa gouttière. Ce qui m'engage à le penser, c'est que la chûte eut lieu sur le côté droit du corps. La main, le côté externe de l'avant-bras et du bras ont dû porter sur le sol, suivant toute probabilité (*loc. cit.*)

Observation Ire.

Fracture intra-articulaire de l'épicondyle. — Luxation du coude en arrière. — Paralysie du nerf radial.

Auguste M..., âgé de 6 ans, entré à l'hôpital Sainte-Eugénie, salle Napoléon, le 22 janvier 1860, quatre heures après être tombé d'une voiture à bras sur le pavé; c'est le côté droit du corps qui a porté sur le sol dans la chute.

Le coude est énormément tuméfié, une large ecchymose existe à sa face antérieure; l'olécrâne fait en arrière une saillie considérable; cette apophyse est remontée au-dessus de l'épitrochlée; on peut imprimer à l'avant-bras des mouvements de latéralité. Ces deux signes : olécrâne remonté au-dessus de la saillie épitrochléenne et mouvements de latéralité de l'avant-bras, nous font reconnaître d'une manière certaine une luxation du coude en arrière. Nous ne pouvons sentir l'épicondyle; mais en appuyant avec le doigt au niveau de cette apophyse, nous percevons une crépitation osseuse qui nous fait diagnostiquer sa fracture.

Le lendemain matin, 23, M. Marjolin confirme notre diagnostic : luxation du coude et fracture de l'épicondyle. Il réduit la luxation, puis il met l'avant-bras à moitié fléchi dans une écharpe, et le fixe au tronc avec une bande circulaire; cette position est maintenue cinq jours, à la suite desquels l'avant-bras est simplement placé sur un coussin, recouvert de compresses imbibées de teinture d'arnica, et renouvelées plusieurs fois dans le courant de la journée. Le fragment épicondylien est petit; cependant je crois que la fracture pénètre dans l'articulation.

Le 7 février : on ne peut plus percevoir de crépitation ni même de mobilité anormale; il y a probablement consolidation.

Deux jours après l'entrée du malade à l'hôpital, on s'est aperçu qu'il y avait une paralysie du nerf radial. La sensibilité cutanée avait disparu à la partie externe de l'avant-bras et de la main; le poignet et les doigts étaient dans la demi-flexion, mais le malade ne pouvait les fléchir complétement; il lui était impossible de saisir les objets qu'on lui présentait, il ne pouvait non plus étendre la main ni les doigts.

La paralysie fut traitée par l'électricité et les bains sulfureux.

Le 18 mars, le malade quitte l'hôpital, l'épicondyle fait en dehors une légère saillie. Les mouvements de flexion et d'extension sont possibles, mais limités ; l'avant-bras forme avec le bras un angle de 150 degrés dans l'extension et de 110 dans la flexion ; lorsqu'on veut fléchir ou étendre davantage, le malade souffre beaucoup ; toutefois on recommande bien aux parents d'imprimer plusieurs fois par jour des mouvements forcés à cette articulation, comme on le faisait à l'hôpital.

La paralysie du nerf radial est en voie d'amélioration : l'insensibilité a disparu et la force musculaire est revenue en partie ; l'enfant prend des bains sulfureux.

Le 10 novembre, ce petit malade revient à la consultation ; M. Marjolin et moi constatons que la paralysie a complétement disparu ; le malade peut étendre la main et serrer avec force les objets qu'on lui présente. L'épicondyle fait une très-légère saillie en dessous ; la roideur articulaire a bien diminué ; l'extension complète est possible, et la flexion dépasse l'angle droit ; tout fait espérer que l'enfant pourra recouvrer l'intégrité de ses mouvements.

Cette observation méritait d'être citée pour divers motifs : parce que les paralysies, à la suite des fractures, sont peu communes, parce qu'il est besoin de faits de contusion simple pour les comparer à ceux de contusions ou de compressions prolongées que nous étudierons plus loin ; enfin parce qu'elle présentait quelque intérêt au point de vue de son mode de production. C'est en outre un exemple de luxation du coude habilement réduite, dans une fracture de l'extrémité inférieure de l'humérus. Nous rencontrerons plus loin une réduction opérée avec le même succès par M. Ollier dans un cas assez analogue, mais chez un homme de 37 ans.

B. *Contusions et compressions prolongées.* — Quand un nerf a été blessé par une pointe osseuse, par un fragment osseux, et que ces causes continuent à être en rapport avec lui, sous l'influence de mouvements brusques, de pressions rapides ou continues, ou même par la simple répétition fréquente d'une cause moins énergique, le nerf continuera, lui aussi, à être molesté, à souffrir. C'est pour cet organe une condition très-fâcheuse, pouvant déterminer des accidents très-sérieux.

Examinons, sur ce point, les faits que l'on possède, du moins ceux que j'ai pu rencontrer.

Observation II.

Franck Hamilton (de Buffalo) rapporte un cas dans lequel le nerf médian, repoussé en avant par le fragment inférieur, fut mis à l'abri de la compression par la résection de la pointe osseuse. Un an après l'opération, l'état du membre était le même, c'est-à-dire que la pronation et la supination étaient impossibles; l'avant-bras et la main étaient complétement paralysés et de temps en temps très-douloureux (*Fractures and dislocations, Philadelphie*) (1).

(1) Observ. reproduite par Gurlt (Frac.; Francfort, 1860-62) et citée dans L. Ollier (Traité exp. et clin. de la régén. des os et de la product. artific. du tissu osseux; Paris, 1867, t. II : De quelques Accidents des fract. dus à l'exubér. ou au défaut du cal).

Le fragment inférieur agissait seul et comprimait le nerf ou lui faisait subir des contusions répétées toutes les fois qu'un mouvement brusque d'une pression anormale se produisait à ce niveau : la persistance des douleurs avant la résection provenait évidemment de la continuation de la cause et de ses exagérations momentanées. Quant aux douleurs que le malade éprouvait encore un an après, auraient-elles la même origine, je veux dire toujours la pression exercée par le fragment incomplétement réséqué ? ou bien tenaient-elles, au contraire, à une affection organique du nerf déterminée par les contusions que lui faisait subir la pointe osseuse ? Ces lésions organiques durent parfois longtemps. A la suite des amputations, des névromes douloureux, parfois atrocement douloureux, sont assez fréquemment observés et reconnaissent pour causes, de l'aveu du plus grand nombre, des pressions répétées. M. le professeur Verneuil a publié une observation fort intéressante de *nevrome cylindrique plexiforme*, dont il croit pouvoir attribuer le développement à des irritations incessantes (1).

Cette étiologie pourrait donc être soutenue, mais je ne veux point m'arrêter sur l'explication possible du fait de Hamilton, explication qui est loin d'être indispensable à la théorie que je défends. De ce fait, ce qui reste pour moi, c'est qu'une pointe osseuse a déterminé des accidents et qu'il a fallu la réséquer. Je regrette cependant que les détails donnés ne soient pas plus nombreux. Il serait intéressant de savoir quel temps le nerf est resté soumis à la pression de l'os; quand sont venus les accidents, quelle marche ils ont suivie.

(2) Archives gén. de méd. : observat. pour servir à l'histoire des altérat. locales des nerfs, 1861, p. 537.

L'observation suivante se rapproche beaucoup de celle de Franck Hamilton. Ce n'est pas une paralysie qui en a été la suite ; celle-ci aurait pu sans doute se déclarer plus tard.

On a cité des faits nombreux de *névralgie traumatique.* On les a vus surtout à la suite de la saignée; l'histoire de cette opération, suivie de névralgie, chez le roi Charles IX, est connue de tous (Amb. Paré). Londe (*Th. Paris*, 1860) a fait sur cet accident, parfois redoutable, une thèse excellente. Il publie ou rappelle un très-grand nombre d'observations; dans aucune, l'affection dont je parle n'a reconnu pour cause la lésion d'un nerf produite à la suite d'une fracture. J'ai vainement cherché dans les thèses ou les mémoires sur les paralysies de cause locale, des faits plus ou moins analogues à celui dont il est ici question. Il appartient à Denucé (de Bordeaux) qui l'a publié dans le *Dictionnaire de médecine et de chirurgie pratiques* (Art. *Coude*, 1868).

Observation III.

Un homme tombe sur le coude, le bras écarté du tronc, Le coup porte sur la région épitrochléenne. On ne constate pas de fracture. Le malade guérit, mais conserve une névralgie intolérable du nerf cubital. Trois mois après, il entre dans mon service, demandant à une opération la guérison de sa névralgie. Je constate une déformation de l'épitrochlée : une incision est pratiquée. L'épitrochlée et le nerf cubital sont mis à nu. Ce dernier était hypertrophié et appuyé contre une épine osseuse, produite par l'épitrochlée consolidée dans une position vicieuse. La partie saillante de l'os fut réséquée, et le malade guérit complétement de sa névralgie.

Je rappellerai de nouveau ce fait à propos du traitement. A ce point de vue, les indications sont naturellement les mêmes que si la paralysie est complète : même obstacle, même traitement.

Un autre exemple de contusions et de compressions prolongées se rencontre dans une observation fort instructive, que M. Ollier a bien voulu me communiquer, et dont le résultat seul est annoncé dans l'ouvrage cité plus haut.

Observation IV.

Luxation du coude en arrière. — Fracture sus-condylienne de l'humérus. — Paralysie du radial; intervention chirurgicale. — Guérison.

(Communiquée par M. Ollier, chirurgien en chef de l'Hôtel-Dieu de Lyon.)

Pierre Samaure, 37 ans, entre le 9 février 1864, dans la salle Saint-Louis, n° 78 (service de M. Ollier).

Cet homme conduisait une voiture chargée de briques. Le cheval fait subitement un écart et renverse son maître; les roues passent sur le membre supérieur gauche et le pied du cheval frappe le thorax. On transporte le malade à l'Hôtel-Dieu; on place immédiatement un appareil provisoire.

Le lendemain, à la visite, M. Ollier constate une double lésion : une luxation du coude en arrière et une fracture de l'humérus à 8 centimètres environ au-dessus de l'articulation. Le fragment inférieur a perforé la peau. Vaste épanchement au niveau du foyer de la fracture. L'exploration étant très-douloureuse et les muscles se contractant vivement dès qu'on tente de réduire la luxation, on a recours à l'anesthésie par l'éther. La réduction devient dès lors facile, malgré le peu de prise que l'on a sur l'humérus. En même temps on constate, au bras, que la fracture est comminutive, et au thorax, que les septième et huitième côtes sont luxées en dedans sur leurs cartilages, sans qu'il soit possible d'en obtenir la réduction.

État général très-inquiétant; céphalalgie, délire, saignée générale le soir.

17 février. Depuis quatre jours, l'état général s'est encore aggravé. Céphalalgie, faiblesse très-grande, teinte ictérique de la peau. Le malade souffrait au niveau du foyer de la fracture : on donne par une large ouverture issue à une grande quantité de pus.

Le 26. Nouvelle contre-ouverture; amélioration notable de l'état général. Malgré le voisinage du coude, l'articulation ne se prend pas.

7 mars. Depuis quelques jours, on remarque un affaiblissement des muscles innervés par le radial; la main ne peut être relevée et les deux dernières phalanges des doigts fléchies ne peuvent s'étendre. Ce jour-là, les symptômes sont plus manifestes. On explore la plaie avec le stylet; on trouve des fragments dénudés, mais pas d'esquilles mobiles.

Le 9. L'abolition des mouvements se prononce de plus en plus. M. Ollier soupçonne alors que le radial peut être comprimé par les fragments et craint d'autant plus cette lésion que la fracture peut difficilement être maintenue immobile, en raison des pansements fréquents qu'on est obligé de faire.

Le 15. En promenant le stylet entre les fragments, on rencontre le nerf radial, dont la présence est trahie par une douleur qui se prolonge le long de l'avant-bras et jusqu'à la face dorsale des trois premiers doigts. En irritant le nerf on provoque même quelques mouvements dans les muscles extenseurs. On essaye de remédier à ces accidents en mettant le membre dans une meilleure position pour éviter la compression du nerf par les fragments.

3 avril. On s'efforce de maintenir le membre immobile, d'abord dans une gouttière, puis dans un bandage amidonné; mais le moindre mouvement occasionne des douleurs très-vives.

M. Ollier, craignant que le nerf ne soit emprisonné dans le *cal*, met à nu le foyer de la fracture; il résèque une pointe osseuse qui comprimait le nerf.

Le 15. Commencement de consolidation de la fracture. Il y a un peu d'inflammation dans l'articulation du coude; mais ce n'est pas d'elle que vient le pus. On imprime de petits mouvements pour éviter l'ankylose.

Le 19. On enlève une esquille qui se trouvait sur le trajet du nerf. A partir de ce jour, le malade n'éprouve plus de douleur; la consolidation étant assez avancée pour empêcher le déplacement des fragments. Toutefois, les mouvements ne sont pas encore revenus. La main est toujours dans la flexion et ne peut être relevée.

A partir de cette époque la cicatrisation marche régulièrement, et le 26 mai, le malade sort de l'hôpital; la guérison est presque complète; le coude est toujours roide et les mouvements douloureux. Quant aux douleurs du côté du radial, il n'y en a plus depuis longtemps et la contraction des muscles de la région externe et postérieure commence à devenir sensible.

Au mois d'août, le malade éprouve de nouvelles douleurs le long du trajet du radial, et d'autre part, les mouvements des muscles paralysés ne sont revenus qu'incomplétement. Nouvelle entrée à l'Hôtel-Dieu.

M. Ollier fait alors l'extraction d'une esquille. Cette petite opération est l'occasion d'un érysipèle très-grave, qui se termine bien cependant.

M. Ollier a revu récemment le malade et a constaté que les mouvements des muscles innervés par le radial étaient revenus. Pas de douleur depuis la deuxième sortie de l'Hôtel-Dieu. Le coude était ankylosé : cela n'empêchait nullement cet homme de faire journellement son travail comme auparavant.

Ce fait renferme de nombreux enseignements ; me réservant d'en parler plus loin, je fais seulement remarquer ici que c'est à la fois un exemple de blessure du radial par une esquille et par les fragments osseux. Ces derniers piquaient le nerf et lui faisaient subir des pressions plus ou moins intermittentes. Ici, comme dans la plupart des lésions de cause permanente que je discute en cet instant, il est impossible de savoir quelle part revient dans le traumatisme du nerf à la contusion ou à la compression.

La fracture était en outre compliquée de luxation du coude. Malgré le peu de prise qu'offrait le fragment inférieur, celle-ci fut réduite avec le plus grand succès.

C. *Contusions et compressions auxquelles s'ajoute la compression par le cal.* — Nous venons de voir, dans les pages qui précèdent, que la contusion peut être produite par une cause qui ne renouvelle pas son action : nous avons ensuite démontré que les fragments, les pointes osseuses continuent parfois à blesser le nerf, en le piquant ou en le comprimant. Mais il peut se faire que ces deux actions, ou au moins l'une d'elles n'ayant pas cessé, une compression d'un nouveau genre vienne se joindre à elles : je veux parler de la compression par le cal.

2° *Lesions des nerfs produites par le cal.*

A. *Action du cal sur les nerfs sains qu'il emprisonne.* — Le cal est le tissu cicatriciel des os. Il est formé par l'action du périoste surtout, de la moelle, de la substance osseuse, parfois aussi des parties molles périphériques (1).

Aux premiers jours de sa formation, les éléments nouveaux, qui doivent plus tard s'infiltrer de sels calcaires, sont très-souples. Ils se moulent sur les organes qu'ils rencontrent, laissant aux muscles leurs gaînes, aux nerfs et aux vaisseaux qu'ils englobent un conduit. Mais j'abandonne ici la parole au maître.

« En disséquant chez les animaux, dit M. Ollier, des membres sur lesquels nous avions cherché à faire développer un cal volumineux en produisant de grands délabrements au moment de la fracture, nous avons trouvé chez le pigeon (expérience XXX) un nerf traversant l'os nouveau après la résection du cubitus. Jamais nous n'avons observé de paralysie dans ces cas-là. Si le membre était moins mobile, c'était dû à l'agglutination des muscles entre eux et non à un défaut de l'innervation ; les mouvements reparaissaient dès que le cal s'était résorbé. Il se forme dans le tissu conjonctif, environnant le foyer de la fracture, une masse cartilagineuse ou même osseuse, mais cette masse ne se resserre pas sur elle-même ; quoique traversée par des vaisseaux ou des nerfs, elle ne comprime pas ces organes ; elles les englobe comme une substance inerte, sans les gêner dans leurs fonctions. » (Ollier, Ouv. cité, tome II.)

(1) Traité de la régén., etc. L. Ollier, chirurgien en chef de l'Hôtel-Dieu de Lyon, t. I : Théorie du cal.

Les expériences seules pouvaient prononcer sur ce point ou le hasard des autopsies. Mais dans ces dernières, lorsque les fractures n'ont présenté ni douleurs ni paralysie, on n'a pas songé à faire l'examen du cal, à voir s'il renfermait un nerf emprisonné dans son intérieur et à rechercher si celui-ci était ou non comprimé.

Dans les cas où l'on a accusé le cal de comprimer les nerfs, je ne sais si cette recherche a été faite ; nulle part, je n'ai trouvé mentionnée d'autopsie de ce genre. Mais, si les faits cités sont rares, les affirmations sont fréquentes. L'observation de l'artilleur célèbre, relatée plus haut, ne prouve rien à ce propos ; je crois l'avoir démontré. En voici une autre où le cal est encore incriminé. Cette fois, il aurait comprimé d'une autre manière :

Pitha (Gurlt, *loc. cit.*) raconte qu'à la suite d'une fracture de l'humérus au tiers supérieur, il y eut « une paralysie du bras par pression d'un cal surabondant sur le paquet des nerfs de l'aisselle. » L'électricité amena, dit cet auteur, la résorption du cal exubérant et la guérison de la paralysie.

Je suppose que Pitha n'a pas voulu dire que les nerfs étaient comprimés dans le cal. Rien n'autoriserait une pareille assertion.

D'autre part, s'il a entendu prouver que dans ce fait la paralysie du plexus était due à la compression par le cal, il aurait bien fait de nous en signaler les symptômes.

On trouve, en effet, dans les paralysies du membre supérieur par compression du plexus, des symptômes qui précèdent la paralysie complète ; on trouve les trois stades si bien décrits par MM. Bastien et Philippeaux, et dont nous parlerons plus loin. Les paralysies du membre supérieur, dues à la compression prolongée par les béquilles (1), suivent cette marche successive. Pitha n'ajoute rien à ce propos, nous pourrions donc croire qu'elle a été produite par une contusion déterminée au moment même de la fracture, soit par les causes extérieures, soit par les fragments osseux. La connaissance du début, lent ou rapide, serait donc indispensable pour bien juger.

Les faits expérimentaux, observés par M. Ollier, démontrent que le cal ne comprime pas *habituellement* les nerfs qu'il emprisonne. Le pourra-t-il quelquefois ? Aucune observation n'autorise à le dire.

Jusqu'à preuve du contraire, on doit donc admettre comme vraie la proposition générale précédemment émise, à savoir : le cal ne comprime pas les nerfs *sains* englobés par lui.

B. *Action du cal sur les nerfs blessés momentanément.* — La question est ici singulièrement plus facile à poser qu'à résoudre. Les faits manquent pour prononcer. Des expériences seules semblent pouvoir décider sur ce point important.

Il existe en effet dans ce problème plusieurs inconnues. On ne sait pas dans quelles circonstances précises un nerf contus ou comprimé va se gonfler, s'enflammer (du moins quant au nevrilème), et, si des phénomènes irritatifs succèdent à ces lésions, on ne sait pas combien de temps elles mettent à se développer. A la suite des sections, le bout central se tuméfie rapidement, le bout périphérique très-légèrement. Qu'advient-il dans les contusions ? je l'ai vainement cherché dans les auteurs.

(1) Les paralysies suite de compressions prolongées par les béquilles ne sont plus rares ; on en a publié depuis quelques années un certain nombre d'observations. J'ai pu moi-même être témoin de deux faits de ce genre qui se sont présentés dans la salle Saint-Sacerdos, pendant que j'étais interne de M. le Dr Laroyenne, en 1866.

Or cette connaissance me paraît indispensable pour prévoir, dans le cas dont il s'agit, s'il y aura ou non des phénomènes de compression.

Supposons un nerf violemment contus qui se gonfle. Cette augmentation de volume arrivant rapidement, il serait facile de faire rentrer les phénomènes qui vont se produire dans le cas précédent. Mais si, par contre, ce que tout semble prouver, le gonflement est lent, le nerf emprisonné va subir une pression concentrique qui se traduira par les fourmillements, l'engourdissement et la douleur. Que la pression soit modérée, il ne paraît pas impossible que le nerf gonflé, un instant comprimé, ne revienne à son état normal malgré la gêne de cette compression, ou peut-être à cause de cette gêne, car nous ne savons si la compression, lorsqu'elle est modérée, aide à la résolution des inflammations du nevrilème, comme à celle de certains tissus.

Que la pression subie par un nerf ayant été violemment contus soit plus considérable, il est possible que ce cordon souffre beaucoup et longtemps. Le fait suivant pourrait être un exemple de ce genre.

Observation V.

« Smith (*Dubl. Journ. of med. sc.* XV, 1839) présente à la Société pathologique de Dublin la préparation suivante tirée du musée de l'hôpital de Richmond : Fracture oblique des deux os de la jambe, guérie avec difformité considérable. Le nerf tibial antérieur avait été déchiré en travers. Le bout supérieur était adhérent avec le fragment supérieur du tibia, tandis que le bout inférieur adhérait en même temps au tendon des extenseurs et à l'extrémité du fragment inférieur. Des douleurs névralgiques intenses, s'étendant depuis le genou jusqu'à la fracture, avaient rendu l'amputation nécessaire deux ans après l'accident. Au-dessous de la fracture, le membre n'avait presque plus de sensibilité (1). »

Ici, la contusion avait certainement été énorme, et la compression me semble évidente; mais je ne puis dire si le nerf n'était pas maintenu en place et irrité aussi par une pointe du fragment supérieur.

Ce dernier renseignement serait extrêmement précieux. Il pourrait en effet aider à soutenir ou à repousser cette proposition qu'un nerf non retenu par un obstacle qui l'empêche de s'échapper, par une pointe osseuse, sera dégagé par la réduction et ne restera pas comprimé, englobé par le cal. En effet, M. Ollier a cherché à reproduire expérimentalement une lésion analogue à celle qu'il avait trouvée dans l'observation IX, que je publie plus loin, et dont il a été déjà beaucoup parlé. Pour cela il a engagé le radial dans des fissures ou les traits de scie faits à l'humérus; mais le nerf se dégageait toujours.

« Une seule fois, continue cet auteur, nous avons rencontré chez les animaux un cas semblable ; c'était sur un chat auquel nous avions pratiqué une fracture de l'humérus. Nous le sacrifiâmes au troisième jour pour étudier la formation du cal, et nous trouvâmes le nerf radial engagé dans une fente de l'os et solidement maintenu. Malheureusement nous n'avions pas fait attention à la paralysie qui devait exister. » (Ollier t. II, *loc. cit.*)

(1) Traduction de Gurlt due à l'obligeance de mon collègue et ami M. Pochoy. Le *Dublin Journal of medical science* que j'ai consulté, ne renferme aucun autre détail.

Dans l'observation de Smith donnée plus haut, les deux bouts du nerf pouvaient être retenus entre les fragments. Ils pouvaient aussi, quoique paraissant éloignés l'un de l'autre, être encore réunis par un filament du névrilème. Dans un cas de fracture de la jambe auquel j'ai fait allusion, Alquié (*Bulletin général de thérap.*, 1849) a vu un nerf tibial antérieur dont les deux extrémités ne tenaient plus l'un à l'autre que par un filet très-grêle appartenant au névrilème.

C. *Action du cal sur les nerfs qui subissent des contusions et des compressions prolongées, s'il vient à les emprisonner dans son intérieur.* — Dans ces cas il arrivera que le nerf sera comprimé par le cal. Cette compression nouvelle théoriquement possible est cliniquement démontrée.

En effet, le cal devenu osseux ne permet plus au conduit de s'étendre, de s'agrandir sous la pression excentrique du cordon qu'il renferme. Si les contusions ou les compressions répétées sont assez puissantes pour déterminer l'augmentation du volume du nerf, à cette première cause d'irritation de cet organe s'en adjoint une nouvelle, celle qu'amènent les parois, les saillies, les rugosités qui entrent avec lui en rapport trop immédiat. Un cercle vicieux est produit : le résultat est prévu. Les tubes sont étranglés ; l'interruption du cylindre d'axe tend de plus en plus à se produire. Aux premiers troubles de la compression et de la contusion, engourdissements, fourmillements, hyperesthésie légère, succèdent des phénomènes plus avancés : douleurs vives, perte de plus en plus complète du sentiment et du mouvement du côté du bout périphérique ; le bout central continuant à souffrir, à présenter les symptômes d'une névralgie vive.

Il semble donc *a priori* que la compression dans ces cas soit possible. Cliniquement il n'existe qu'un fait qui l'ait démontré. C'est le fait que nous donnerons plus loin (obs. IX). M. Ollier, en dégageant le nerf, a trouvé une pointe osseuse obliquement située fixant le radial et l'empêchant de s'échapper.

3. *Stalactites osseuses.* — Je rapproche de l'étude des lésions produites par le cal, l'étude de celles qu'occasionneront peut-être des stalactites osseuses, des formations rugueuses à la périphérie du cal. Pendant l'immobilité nécessaire à la consolidation, elles se déposent en diverses directions. Si elles rencontrent un obstacle, elles sont arrêtées; si elles n'en rencontrent pas, elles sont alors plus ou moins considérables. Quand les mouvements vont revenir, pourra-t-il arriver qu'ils aient parfois pour effet de mettre en contact le nerf et ces stalactites? Le fait ne paraît pas matériellement impossible, mais il doit être bien exceptionnel.

Quoi qu'il en soit, il semble que, dans cette hypothèse, le nerf ne sera que bien légèrement atteint. D'ailleurs les formations osseuses de ce genre subissent à la longue un travail d'absorption, qui les fait disparaître, ou polit du moins leur surface.

4. *Corps étrangers détachés des os.* — Nous avons vu, dans l'observation IV, qu'une esquille avait déterminé une nouvelle lésion du radial, nerf que la résection avait dégagé quelques mois auparavant. Un fait un peu différent de corps étranger de l'os, appartient à M. le professeur Verneuil. Il a été publié dans l'excellente thèse d'agrégation de M. Tillaux, chirurgien de Bicêtre, *sur les affec-*

tions chirurgicales des nerfs, thèse à laquelle j'ai déjà fait des emprunts.

Voici la note communiquée à ce sujet par M. Verneuil à l'auteur que je viens de nommer.

Observation VI.

Un homme de 30 ans eut le coude fracassé par un coup de fusil chargé à plomb et reçu à bout portant. La résection du coude fut faite, et j'eus le soin d'enlever tous les fragments osseux épars dans les parties molles voisines. Des hémorrhagies répétées, que la ligature de l'humérale n'arrêta que temporairement, rendirent nécessaire l'amputation du bras, plus d'un mois après le premier accident. Depuis quelque temps, la région était tout à fait indolente, sauf en un point très-circonscrit qui était fort sensible au toucher, et d'où partaient même des élancements spontanés s'irradiant jusqu'à la main. La dissection du membre rendit compte de cette particularité.

Le nerf radial, un peu au-dessus du pli du coude, était renflé et manifestement enflammé; sur un des côtés du renflement, et le pénétrant d'ailleurs, se trouvait un noyau osseux du volume d'une lentille, irrégulier, rameux, de formation toute récente, comme l'attestait sa couleur, sa faible consistance et la forme des ostéoplastes. Il ne s'agissait certainement point d'un fragment de l'os ancien. J'ai plus de tendance à croire qu'un débris de périoste, transplanté ainsi à distance, a donné lieu à une ossification qui n'a commencé qu'un certain nombre de jours après la blessure, et alors que le travail de réparation se manifesta dans la plaie.

De ce fait extrêmement curieux et du précédent on peut rapprocher le détail suivant, emprunté à une observation qu'on rencontre dans le livre de Gurlt (ouv. cit.).

Fracture oblique de la jambe, avec contusion et déchirure des muscles. Tétanos, mort rapide.

« A l'autopsie, on trouve une esquille de 4 lignes de long, qui avait pénétré dans la gaîne de l'artère tibiale antérieure et dans le nerf péronnier » (1).

Après l'énumération que je viens de faire, je dois, pour être complet, citer encore une cause d'un autre genre paraissant pouvoir, dans quelques cas exceptionnels, prendre part à la naissance des paralysies : je veux parler de l'augmentation du volume des nerfs, de l'inflammation du névrilème.

Supposons un nerf englobé dans un cal ou dans les formations nouvelles qui entourent une nécrose ; qu'une esquille, qu'un séquestre vienne l'irriter, ou que cette irritation provienne d'un foyer inflammatoire, le nerf va se développer et devenir trop volumineux pour le canal qu'il traverse : d'où pression périphérique, étranglement plus ou moins complet. Conséquences : phénomènes divers, depuis l'engourdissement et les fourmillements jusqu'à la paralysie complète. Je résume très-succinctement une observation que rapporte M. Duchenne de Boulogne (*loc. cit.*).

Meloni, 32 ans, tailleur, Piémontais, demeuraut à Paris. Depuis plusieurs années, maladies de l'humérus du

(1) Gurlt, *loc. cit.* Fait emprunté par lui à Wutzer et Otto-Weber, publié dans Exp. et Rech. chirurg. ; Berlin, 1859. Le nerf poplité externe est quelquefois désigné sous le nom de *péronnier*.

côté droit, ayant occasionné quelques fistules par lesquelles sont sorties des portions d'os nécrosés. Il y a cinq mois, nouvelle fistule qui s'est ouverte au milieu du tiers inférieur et postérieur du bras; mais le travail qui l'a précédée a occasionné un engourdissement dans les doigts de la main de ce côté, bientôt suivi de la paralysie de l'avant-bras et de la main.

Quand M. Duchenne vit ce malade, atrophie considérable de la région antibrachiale postérieure et externe. Guérison au bout de six semaines de traitement.

Il s'agit dans ce fait de l'emprisonnement du nerf et de son augmentation de volume sous l'influence de l'inflammation, ou d'irritations dues à un séquestre (on n'en signale pas à ce moment dans l'observation); ou bien il s'agit d'une simple contusion due aux piqûres du séquestre, s'il existait. Peut-être l'inflammation seule du névrilème est-elle capable de provoquer de pareils accidents. Une de ces trois alternatives est vraie, mais laquelle?

CHAPITRE II.

SYMPTÔMES ET MARCHE DES PARALYSIES DU MEMBRE SUPÉRIEUR DANS LES FRACTURES DE L'HUMÉRUS.

Les nerfs périphériques tiennent sous leur dépendance absolue la motilité et la sensibilité; ils président d'une manière indirecte par les vaso-moteurs, ou même directe, suivant quelques auteurs, aux fonctions de nutrition, de calorification, de sécrétion.

Dans les paralysies, et suivant les degrés, chacune de ces fonctions sera plus ou moins troublée, selon la violence de la cause, sa durée.

Reprenons les divisions adoptées plus haut.

1° *Section des nerfs.*

Ici, il sera bien difficile de reconnaître immédiatement la paralysie. La douleur vive qui accompagne toute lésion d'un nerf est confondue dans celle de la fracture; cependant l'insensibilité complète d'une région de l'avant-bras ou du bras attirera en général assez vite l'attention. On pourra constater alors la disparition de la motilité, etc. Je n'insiste pas sur ce point.

2° *Contusions et compressions.*

A. *Contusions ou compressions de cause momentanée.* — Nous avons cité comme exemples les trois cas de Granger (fractures de l'épitrochlée avec paralysie immédiate du cubital) et l'observation rapportée par Coulon dans son *Traité des fractures chez les enfants*. Or, dans ces quatre faits, on ne signale pas de douleurs particulièrement violentes au moment de la blessure du nerf. Il est probable que ces douleurs ont dû exister; les contusions ordinaires, parfois si pénibles du cubital derrière l'épitrochlée, tendent à le faire croire; mais, dans les conditions qui nous occupent, elles sont confondues dans la souffrance générale de tous les tissus qui subissent le traumatisme.

Les faits de cet ordre, produits dans les fractures de l'humérus, ne sont ni assez nombreux, ni assez précis pour permettre une description régulière. On peut, toutefois, rapprocher les symptômes offerts dans ces cas de ceux décrits dans les luxations scapulo-humérales. Dans une certaine mesure, il semble raisonnable de conclure des uns aux autres.

Dans les lésions nerveuses, suite de luxations scapulo-humérales, tantôt la paralysie est immédiate, tantôt elle survient seulement après quelques jours. On s'en aperçoit tout d'un coup à la flaccidité des muscles, à l'insensibilité de la peau. En examinant avec soin, on constate si le plexus tout entier a été atteint ou s'il n'existe qu'une paralysie partielle d'une étendue limitée de la peau et d'un groupe musculaire déterminé.

Dans ces mêmes paralysies, les deux fonctions, sensibilité et motilité, sont parfois inégalement atteintes. La motilité paraît avoir été abolie dans un grand nombre de cas où la sensibilité était intacte ou seulement en partie diminuée.

Enfin on a noté souvent, en même temps que les troubles précédents, un abaissement notable de la calorification, une diminution dans les sécrétions.

Les quatre observations que nous avons citées, et que nous avons rapportées à des contusions momentanées, ont toutes présenté une paralysie complète du sentiment et du mouvement. Dans les trois premières, Granger affirme qu'elle fut immédiate ; dans l'autre, on s'en aperçut au second jour.

La durée des paralysies dues aux contusions est très-variable : de deux mois environ à un an ou plus. Dans l'observation Ire, elle a été de dix mois et demi ; dans le premier fait de Granger, de un an et demi.

La guérison est la règle. Cependant on pouvait voir il y a quelques mois, dans le service de M. Ollier, à Saint-Sacerdos (Hôtel-Dieu de Lyon), un malade atteint d'une paralysie ayant gagné tout le plexus, sauf les nerfs radial et médian, à la suite d'une fracture du col chirurgical de l'humérus survenue à l'âge de six ans. Les muscles extenseurs étaient très-faibles, les fléchisseurs beaucoup plus forts. Il pouvait exercer sa profession d'ornemaniste.

3° *Contusions et compressions prolongées.* — Ici quelques phénomènes viennent s'ajouter pour trahir cette persistance de la cause. Aux phénomènes du début, aux fourmillements, à l'engourdissement succèdent des douleurs à marche croissante. Même, avec ces douleurs, les fourmillements et l'engourdissement peuvent persister. Dans l'observation d'Astier (obs. VIII), le malade avait encore ces fourmillements deux mois après le commencement de son affection ; mais, en général, les phénomènes de la compression sont faciles à reconnaître. Voici ce qu'en dit M. Tillaux (thèse citée) :

« Elle présente ordinairement une marche lente, progressive, que MM. Vulpian et Bastien ont bien étudiée. Ces auteurs ont établi trois stades : le premier est caractérisé par les fourmillements, les picotements, une sensation de chaleur ; le deuxième, par une exaltation notable de la sensibilité : il peut y avoir hyperesthésie ; le troisième, par la perte de la sensibilité et de la paralysie musculaire. »

La seconde période, celle de l'exaltation de la sensibilité, paraît très-prononcée dans les faits que nous examinons.

Ainsi, dans le cas d'Hamilton (obs. II), les douleurs étaient parfois très-vives ; Pierre Samaure (obs. IV) souffrait beaucoup surtout par les mouvements des extrémités fracturées. Auguste Lombard, de l'observation IX, avait eu, au début, des douleurs lancinantes très-marquées ; au moment de l'opération, c'est-à-dire six mois après l'accident, la pression éveillait une sensibilité très-vive au-dessus du cal ; la paralysie existait au-dessous.

Descot (thèse citée) rapporte également des faits de compressions et de contusions des nerfs à la suite de fractures, dans lesquels les douleurs furent très-vives. Des deux observations qu'il cite, l'une sera insérée plus loin ; dans l'autre, il s'agit d'une fracture comminutive extra-capsulaire du col du fémur. Le nerf sciatique fut trouvé, à l'autopsie, avoir beaucoup augmenté de volume (environ deux mois après l'accident). Le malade avait été blessé dans les premiers jours de mai. Swan le vit pour la première fois le 1er juin, et, durant quelques jours, il observa qu'il se plaignait « *d'une douleur très-violente et beaucoup plus forte que cela n'a lieu ordinairement* ; mais, pendant les deux ou trois dernières semaines, il demeura dans un état presque parfait d'insensibilité : il était très-faible avant l'accident (70 ans) ; l'appétit ne revint jamais après, de sorte qu'il mourut d'épuisement le 24 juin. »

3º *Contusions et compressions auxquelles s'ajoute la compression par le cal.* — Ces symptômes seront naturellement les mêmes ici que dans les cas précédents. Que la compression soit latérale, qu'elle soit périphérique, l'effet produit paraît à *priori* devoir être le même. Ainsi en est-il en effet. L'observation d'Auguste Lômbard offre les mêmes phénomènes symptomatiques que les précédentes. Il faudra donc se baser sur la connaissance de la durée de la formation du cal. Si l'immobilité est parfaite, malgré les douleurs, le cal se consolidera dans le temps ordinaire : si la fracture est compliquée de plaie, les pansements parfois nécessaires retarderont la consolidation. Dans le fait de Pierre Samaure (obs. IV), après deux mois, M. Ollier a trouvé le radial encore libre, non englobé par le cal.

Quoi qu'il en soit l'intervention doit être la règle aussi bien dans un cas que dans l'autre, si les accidents au lieu de diminuer augmentent : dans le second cas, l'opération est plus délicate.

Quand faudra-t-il croire à la paralysie complète? Il n'est pas possible de répondre très-affirmativement. Cependant quand le bout périphérique du nerf ne sera plus douloureux, que le supérieur continuera à souffrir, et que la paralysie du mouvement sera complète, on pourra dire en général que le nerf ne transmet plus l'influx nerveux (1).

(1) Dans le fait d'Aug. Lombard il restait un peu de sensibilité. Ce reste de sensibilité était-il dû au radial comprimé ou aux nerfs voisins ?... Tous les auteurs (Duchenne de Boulogne, Vidal, etc.) reconnaissent que cette fonction est plus rarement atteinte dans les paralysies que la sensibilité ; d'un autre côté, on a cité des cas nombreux (cas de M. le professeur Laugier, etc.) où la sensibilité serait revenue quelques heures après une section nerveuse. Les uns ont admis la régénération immédiate, d'autres l'ont repoussée, et

Luxations pathologiques. On a décrit, à la suite des paralysies du membre supérieur, quand tous les muscles de l'épaule sont atteints, des luxations pathologiques de l'articulation scapulo-humérale. Ces déplacements se font toujours, dit Malgaigne (*Luxations*, p. 559) en bas et en avant sous l'apophyse coracoïde et dépassent rarement le degré de *subluxation*.

Deux fois, des luxations de cette espèce se sont présentées à mon observation. Dans un cas, dont on lira plus loin l'histoire (obs. X), la subluxation a été constatée à l'autopsie. Dans l'autre, la paralysie de l'épaule n'avait pas gagné d'une manière complète tous les muscles : la portion externe du deltoïde se contractait encore sous l'influence de l'électricité : le mouvement de la tête en bas et en dedans était peu marqué.

Observation VII.

Fracture ancienne du col de l'humérus. — Paralysie complète du bras, incomplète de l'avant-bras. — Luxation pathologique de l'articulation scapulo-humérale.

Jean Jacquot, 28 ans, ornemaniste, né à Mâcon, entre le 4 septembre 1868, dans la salle Saint-Sacerdos (service de M. Ollier).

A l'âge de 5 ans, chute de son lit. Fracture de l'humérus et paralysie du membre supérieur gauche.

dit que, surtout aux doigts, l'*ébranlement* communiqué aux nerfs voisins pouvait être invoqué comme cause du phénomène. Une autre explication paraît devoir entrer en jeu, si l'on en croit les prémisses remarquables d'un travail que se proposent de publier MM. Tripier et Arloing, prémisses lues à la séance du 23 novembre 1868 de l'Académie des sciences, par M. Claude Bernard, et reproduites dans la Gazette hebdomadaire du 11 décembre.

Depuis ce temps et malgré les soins prodigués, il n'a pu voir revenir les mouvements du bras paralysé, mais il pouvait se servir en partie de l'avant-bras. Jamais depuis l'accident il n'a éprouvé de douleurs.

Il y a trois semaines, chute sur la même épaule. Douleurs très-vive dans le membre supérieur dont les mouvements qui restent à l'avant-bras sont momentanément très-gênés. Il entre à l'Hôtel-Dieu, allant déjà beaucoup mieux.

Voici son état au point de vue de la paralysie et de la fracture antérieure : atrophie considérable de l'épaule et du bras; l'avant-bras est beaucoup moins émacié. Circonf. du bras, au niveau du bord inf. de la paroi antérieure de l'aisselle, à droite 270 mm., à gauche 165. Circonf. de l'avant-bras au niveau de la masse épitrochléenne, à droite 260, à gauche 210.

Le grand pectoral, le grand dorsal, les sus et sous-épineux sont également atrophiés. A l'exploration électrique, les muscles du bras, le grand pectoral, le grand dorsal, les muscles de l'épaule, sauf le deltoïde, ne donnent aucun signe de contraction. Le deltoïde, est excitable dans sa moitié externe, laquelle se contracte faiblement. La volonté agit plus puissamment que l'électricité, et quand on a repoussé la tête humérale contre la voûte acroniale, le bras peut être légèrement porté en avant.

L'avant-bras et la main ont les mouvements de flexion assez prononcés, plus faibles qu'à l'état normal, surtout au niveau de la sphère d'action du cubital. L'exploration électrique détermine la contraction des différents muscles fléchisseurs. Elle détermine, à peine et par intervalles, quelques contractions fibrillaires à la région dorsale. —

Les mouvements volontaires d'extension des doigts sont très-peu marqués, mais existent.

La sensibilité est incomparablement plus faible dans tout le membre supérieur gauche; on l'a trouvée cependant partout. Ce membre est plus froid, et au dire du malade, quand il s'y fait une blessure, celle-ci est toujours beaucoup plus longue à guérir que du côté opposé. Pouls plus faible.

Tous les os de ce côté sont moins développés en longueur et en épaisseur. La clavicule elle-même est beaucoup moins longue (135 millim. contre 150 à droite).

L'humérus n'est pas rectiligne. Il offre un angle saillant en avant, au niveau du siége de la fracture. Cet angle est à 0,07 cent. de la voûte acromiale. Celle-ci est séparée de la tête humérale par un espace de 15 millimètres.

La clavicule est luxée par son extrémité externe sur l'acromion. Cette extrémité est très-mobile à ce niveau. Les ligaments trapézoïde et conoïde paraissent relâchés. La face supérieure de la voûte acromiale est inclinée en arrière.

CHAPITRE III.

§ I. — Traitement chirurgical.

La paralysie reconnue, examinons les cas dans lesquels l'intervention chirurgicale sera nécessaire, indispensable, et ceux dans lesquels l'abstention devra être complète.

1° *Sections complètes des nerfs.* — Ces lésions sont extrêmement rares. On ne les comprend du reste qu'avec des délabrements considérables. Les tissus auront été en même temps plus ou moins broyés, dilacérés. Les extrémités des nerfs, très-éloignées l'une de l'autre, ne pourraient se rencontrer. On devra alors, si c'est possible, accoler les deux bouts l'un à l'autre et en faire la suture suivant la méthode du professeur Laugier.

La réunion nerveuse sera bien rarement possible, mais elle doit être tentée dans la mesure du raisonnable. Effectivement, la perte d'un groupe musculaire tout entier, celui des extenseurs par exemple, dans la paralysie du radial, n'est point une chose indifférente. Il n'est point indifférent de pouvoir se servir de son membre, ou d'en être à peu près complétement privé. Cette suture n'a pas du reste les graves inconvénients dont on a tant parlé (1).

2° *Contusions et compressions de cause passagère.* — Dans les faits de cet ordre, l'intervention est inutile, elle ne pourrait qu'être nuisible. Mais il y a des cas douteux. Règle générale, s'il y a doute, s'abstenir longtemps, durant plusieurs mois, quand rien ne presse, cinq à six mois environ. M. Ollier insiste beaucoup et avec raison, sur cette manière de faire. Au début, si l'on prévoit que le

(1) Mém. sur la suture des nerfs. A. Blum, interne à Lariboisière Archives gén. de méd., 1868).

nerf ait été atteint, on doit réduire avec le plus grand soin, et si cette réduction ne cause pas de douleur, appliquer un bandage modérément serré. Il est probable alors que tout ira bien.

Si la réduction détermine de la douleur, si les mouvements des bouts fracturés ont pour conséquence des irradiations douloureuses, extrêmement intenses jusqu'au bout des doigts, il est certain que le nerf est blessé. Cette certitude étant acquise d'une façon complète, il faudra intervenir, et intervenir le plus tôt possible; trop tard, le cal serait un obstacle de plus. Il sera fâcheux, dans ces cas, de faire communiquer le foyer de la fracture avec l'air extérieur; cependant ce sera habituellement, je crois, la meilleure pratique; car la paralysie, grave accident déjà, n'est pas le seul qui puisse résulter de ces lésions; on peut voir à leur suite des spasmes secondaires, le tétanos, des névralgies intolérables amenant plus tard à l'amputation (Smith, Nicod).

Dans les circonstances où rien n'est menaçant, où les phénomènes sont légers, la douleur existant à peine, avec de simples engourdissements et des fourmillements, attendre, attendre longtemps.

Dans l'observation suivante, l'expectation a produit les meilleurs résultats.

Observation VIII.

Paralysie du nerf radial consécutive à une fracture de l'humérus à la réunion du tiers inferieur avec les deux tiers supérieurs de cet os. (Communiquée par M. Ollier, chirurgien en chef de l'Hôtel-Dieu de Lyon.)

André Astier, âgé de 53 ans, manœuvre dans les usines de Saint-Chamond, entre le 13 juillet 1867 dans la salle des opérés (service de M. Ollier). Absence de vice constitutionnel.

Le 2 mai de cette année (il y a deux mois et demi), il fut saisi par une machine. Il ne sait pas exactement comment tout s'est passé. Fracture ; plusieurs contusions à la tête. A l'hôpital de Saint-Chamond, où on le transporte immédiatement, il aurait entendu dire qu'il avait l'os fracturé en *sifflet*. La lésion de l'humérus siégeait à la réunion du tiers inférieur avec les deux tiers supérieurs gauches. On appliqua aussitôt un appareil formé d'attelles en bois et de coussinets ne dépassant pas le coude. L'avant-bras libre de tout bandage fut placé sur un coussin.

Le soir même, œdème considérable du membre, qui ne disparaît qu'au bout de quelques jours. Le malade croit se rappeler que les mouvements d'extension étaient possibles alors ; mais ses souvenirs sont très-vagues à ce sujet. Ce dont il se souvient parfaitement, c'est qu'il éprouva, dès le moment même de la fracture, des sensations de fourmillements, sensations intenses et douloureuses qui persistent encore actuellement. Le maximum d'intensité était au pouce et à l'index. L'appareil fut laissé quarante jours. En l'enlevant, on remarqua au niveau de la fracture une petite ulcération, due peut-être à la pression de l'appareil (le malade est peu affirmatif à cet égard).

Au moment de l'entrée à l'Hôtel-Dieu, les extenseurs des doigts et de la main ont perdu leur action : celle-ci est pendante sur l'avant-bras, et les doigts sont demi-fléchis. Atrophie sensible de la région externe et postérieure de l'avant-bras.

Le triceps brachial a conservé son action.

Les mouvements de pronation et de supination ne s'exécutent pas. Rien par l'électricité.

En examinant la sensibilité sur le trajet du radial, on la trouve obscure, mais non abolie. Les sensations du malade sont variables lorsqu'on pratique l'exploration à l'aide d'une épingle. Il apprécie nettement les différences de température.

Quant à la fracture, elle est parfaitement consolidée. On sent le chevauchement des fragments : l'inférieur est légèrement porté en dehors et en avant, le supérieur en dedans et en arrière. Ils sont entourés par une couche de tissu qui paraît être de nature fibreuse. Il n'y a pas de douleur à la pression, même lorsqu'on explore le long du trajet du nerf radial.

Quelle était ici la lésion du nerf? y avait-il eu contusion et compression entre les fragments, et par suite englobement dans le cal? le radial avait-il été simplement contus? n'y avait-il pas une part à faire à la compression occasionnée par le bandage trop serré des premiers jours? Il était difficile de choisir entre ces diverses hypothèses, on n'avait pas assisté au début des accidents. Il était dans tous les cas indiqué de s'abstenir. Aussi M. Ollier se borna-t-il à prescrire des bains, des frictions mercurielles belladonnées au niveau du cal et quelques frictions excitantes le long des muscles atrophiés. Il décida qu'il n'interviendrait pas avant quelques mois, *le temps devant être ici un puissant élément de diagnostic.*

Le malade resta environ un mois à l'Hôtel-Dieu. Peu de changements dans son état; au départ, un léger retour de la sensibilité paraissait s'effectuer dans les extenseurs.

Rentrée au mois d'octobre suivant : amélioration très-notable, les mouvements d'extension revenaient peu à peu.

A sa sortie, en décembre, le malade soulevait sa main, qui n'était plus pendante, par des contractions de plus en plus évidentes.

3° *Contusions et compressions où l'intervention est utile, la cause continuant son action.* — Quand le nerf subit des irritations constantes, des lésions toujours renouvelées, trahies par l'aggravation des symptômes : paralysie, douleurs vives, etc., il faut insister sur une bonne réduction, sur l'immobilisation la plus parfaite. — Insister sur les moyens médicaux ; faire en somme tout ce qu'il est possible, pour arrêter la marche ascendante du mal.

Mais on comprend que ces moyens ne seront efficaces que si ces deux causes n'agissent pas sur un nerf saisi entre les fragments. Dans ce dernier cas, la réduction est douloureuse, même bien faite, ou plutôt surtout si cette condition est remplie. Alors il ne faut pas balancer. Le plus souvent les fractures qui présentent ces accidents seront compliquées de plaie des téguments. Cette circonstance enlèvera toutes les hésitations. On ne craindra plus alors de faire communiquer avec l'air extérieur le foyer de la fracture.

Que s'il n'existe aucune communication de l'air extérieur avec le foyer en question, on sera plus circonspect, si c'est possible ; il faudra bien avoir pesé toutes les chances, discuté toutes les conditions de l'intervention, avoir *attendu* que le diagnostic soit inattaquable.

La résection d'une pointe osseuse sera l'opération pratiquée dans les mêmes conditions que celles où Franck Hamilton (de Buffalo) (voir obs. II), où Denucé (obs. III) sont intervenus. Tous deux ont réséqué la pointe d'un fragment osseux consolidé en position vicieuse et continuant à piquer et à comprimer le nerf médian dans le premier cas, le cubital dans le second.

S'il existe une plaie des téguments, on enlèvera les esquilles, on dégagera le nerf maintenu entre les fragments. On agira ainsi après avoir attendu longtemps, si rien n'est urgent, ou beaucoup plus vite si des accidents graves menaçaient de survenir. Ceux-ci peuvent, en effet, arriver rapidement (1).

En intervenant à temps, on préviendra ces accidents et la compression par le cal. Si on n'a pu le faire au moment opportun, on aura un obstacle de plus, le cal. Voici l'observation unique dans laquelle on soit allé à travers ce dernier dégager un nerf comprimé.

Observation IX.

(Rés. analyt. dans quelques points.) (2).

Nerf radial comprimé dans un canal osseux accidentel, à la suite d'une fracture de l'humérus. — Dégagement du nerf par une opération chirurgicale. — Guérison de la paralysie.

Auguste Lombard, âgé de 22 ans, né à Plau de Baix (Drôme), journalier.

Le 10 mars 1863, il fut pris sous un éboulement : fracture de l'humérus à la réunion des 2/5 inférieurs avec

(1) Descot (ouvr. cité) rapporte une observation appartenant à Nicod et insérée dans le Nouveau journ. de méd., 1818, observation de fracture de la jambe, où l'autopsie fit voir qu'un filet du nerf sciatique poplité externe avait été accroché au moment de la fracture par le fragment inférieur, entraîné et fixé entre les deux parties du tibia, de manière que le travail du cal ne faisait qu'aggraver l'irritation du nerf tiraillé.

(2) Obs. présentée à l'Acad. imp. de méd.; Rapport par M. Michon, lu à la séance du 28 août 1865. — Voir aussi Gazette hebd., p. 515, 1865, et Traité exp. et clin. de la rég. des os; de quelques accidents des fractures, t. II; 1867.

les 3/5 supérieurs : issue des fragments ou du moins du fragment inférieur à travers la peau; la fracture fut réduite le soir même. Le bras est placé dans un appareil amidonné pendant quarante jours. Dans les premiers jours le malade éprouvait des *douleurs vives lancinantes* au niveau de la fracture. A la levée de l'appareil paralysie complète des extenseurs.

Quatre mois après l'accident, ce malade est adressé à M. Ollier par M. le Dr Favre, médecin du chemin de fer. Augmentation du volume de l'os en arrière surtout, il y a des inégalités facilement perceptibles au toucher. Le cal est parfaitement solide. Cicatrice cutanée à ce niveau. Atrophie de l'avant-bras; six centimètres de moins en circonférence que celui du côté opposé, au niveau de la partie la plus renflée. La main est pendante, en pronation. Paralysie complète des extenseurs et de tous les muscles auxquels se distribue le radial. L'électricité, quel que soit le courant, n'a pas plus d'action sur ces muscles que la volonté. Diminution très-notable de la sensibilité au niveau du pouce et de l'index.

Le nerf, suivi dans son trajet, présentait une sensibilité *douteuse* au-dessous du cal, une absence complète de sensibilité à son niveau, des *douleurs très-vives* réveillées par la pression *au-dessus de lui* (M. Ollier se demandait si la sensibilité *douteuse* constatée au-dessus du cal ne pouvait pas être aussi exactement attribuée à la branche radiale externe du musculo-cutané, ou même au rameau externe du radial.) Intégrité d'action du triceps animé par une branche que donne le radial en pénétrant dans la gouttière.

Diagnostic probable, compression du nerf entre les fragments osseux et plus tard par le cal.

Pendant deux mois, on applique tous les fondants possibles; on électrise. Insuccès le plus complet.

Opération le samedi 10 septembre; incision de 0,08 c. dans la direction présumée du nerf, et dans celle de la cloison intermusculaire externe. M. Ollier avait pour but de tomber sur le nerf au moment où il se degage de sa gouttière. Rencontre d'une branche émanée du radial, dans le cal lui-même. On la suit jusqu'à ce dernier. On fait sauter avec précaution un fragment du cal. On voit que ce fragment est lisse en un point de sa face profonde et creusé en forme de gouttière. Le stylet fait distinguer une substance molle au fond de la dépression ainsi mise à découvert.

On sculpte dans l'os une large gouttière.

« Je vis alors, dit M. Ollier, que le nerf, renflé comme un ganglion dans la moitié supérieure de la gouttière que j'avais creusée, était étranglé par une pointe osseuse obliquement située et paraissant provenir du fragment inférieur. Cette pointe se continuait ainsi par sa base avec le fragment inférieur, qui se confondait lui-même avec le cal périphérique, comme cela arrive toujours dans les fractures anciennes. A ce niveau le nerf était serré comme dans une ligature; il avait 3 millimètres d'épaisseur, tandis que la partie renflée et située au-dessus avait 1 centimètre; au-dessous de l'étranglement, il y avait à peine un léger renflement et le nerf reprenait son volume normal en restant encore emprisonné au milieu du cal dans une étendue de 15 à 20 mill. Je fis sauter la pointe osseuse, reste du pont osseux qui étranglait le nerf: je passai un stylet derrière cet organe pour l'isoler complétement. »

Il était partout libre. On laissa le nerf dans cette large gouttière, le périoste fut enlevé.

Pansement par occlusion avec les bandelettes.

Suites simples. Fourmillements dès le sixième jour.

Le quinzième jour, on électrise. Le seizième la main se soulève un peu. Au bout d'un mois, amélioration très-sensible; puis les progrès continuent et le malade va reprendre son travail à Plau de Baix.

« Nous avons revu notre opéré, dit ailleurs M. Ollier, le 28 septembre 1864, un an après l'opération : tous les mouvements physiologiques étaient rétablis; le membre avait la même forme qu'avant l'accident; toute trace d'atrophie avait disparu. Il y avait cependant encore pour les mouvements d'extension forcée un peu de faiblesse dans le petit doigt et l'annulaire. »

§ 2. — *Traitement médical.*

Le traitement médical et l'électricité rendront souvent les plus grands services. Dans les cas ordinaires, eux seuls devront être employés. Dans les cas où l'intervention aura été nécessaire ce seront encore des adjuvants puissants qui viendront compléter la guérison.

Je ne dirai rien des résolutifs, des fondants de toute espèce, des excitants, de la strychnine; mais je dois dire un mot de l'électrisation.

L'excitation électrique, depuis les beaux travaux de M. Duchenne (de Boulogne), est entrée dans la pratique courante. C'est le grand remède des paralysies.

M. Duchenne conseille de s'abstenir au début des accidents dont il est ici question, persuadé qu'on n'obtient rien, avant que la régénération du nerf ne soit complète. Plusieurs auteurs ont combattu cette manière de voir. M. Brown-Sequard (J. de physiolog. 1859), croit devoir attribuer à l'inactivité des muscles dans les paralysies, l'atrophie de ces organes. Or un fait à peu près certain, c'est que la perte de l'irritabilité musculaire est retardée par l'électricité. (*V.* Magnien, *Th. Paris*, 1866). Le galvanisme pourrait donc, à l'aide d'épingles appliquées à travers la peau sur le muscle lui-même, empêcher son atrophie si rapide. A l'époque de la régénération du nerf, on reviendrait à la méthode de M. Duchenne.

CONCLUSIONS.

On peut rencontrer dans les fractures de l'humérus les diverses variétés de lésions physiques des nerfs.

I. Ces lésions physiques sont dues à deux ordres de causes : violences extérieures ; causes vulnérantes internes, venues de l'os ou de ses dépendances.

Ces dernières produisent surtout des contusions, des compressions habituellement plus ou moins liées entre elles.

II. Les fragments osseux déterminent des contusions et des compressions, de cause transitoire, de cause prolongée ; des contusions et des compressions auxquelles peut s'ajouter une compression nouvelle par le cal.

III. Le cal, d'une manière générale, ne comprime pas les nerfs *sains* englobés par lui. Le pourrait-il quelquefois ? Les faits cliniques et expérimentaux qu'on possède sont contraires à cette supposition : aucune observation ne l'appuie.

IV. Il ne paraît pas non plus devoir comprimer les nerfs qu'il emprisonnerait et dont la blessure aurait été produite par une cause momentanée. Ou, si cette compression a lieu, tout porte à croire qu'elle ne dépassera pas certaines limites et qu'elle pourra cesser spontanément. Cette proposition n'est qu'une hypothèse probable ; les faits manquent pour la justifier aussi bien que pour la combattre.

V. Des contusions et des compressions de cause prolongée, subies par un nerf saisi entre deux fragments ou maintenu et piqué par une seule pointe osseuse, auront pour conséquence une augmentation progressive du volume du nerf, son emprisonnement dans le cal. Celui-ci devient alors, en s'infiltrant de sels calcaires, une cause de compression nouvelle.

VI. Des corps détachés des os, des esquilles, des lambeaux de périoste, ont produit des lésions des troncs nerveux.

VII. Les symptômes immédiats ou consécutifs qui résultent de ces différents cas permettent d'établir le diagnostic du mode de production de la lésion, au point de vue clinique.

VIII. Le traitement découle naturellement des propositions précédentes : non-intervention dans les cas de contusions et de compressions où la cause a cessé d'agir.

Dans les contusions et les compressions de cause prolongée : moyens divers ; réduction bien faite, immobilisation, bandage modérément serré, traitement médical pour en prévenir la continuation.

Intervention chirurgicale si rien n'a pu faire disparaître la cause bien reconnue du mal.

APPENDICE.

Observation pour servir à l'histoire des altérations organiques des nerfs et de la moelle épinière.

L'étude des altérations organiques des nerfs et de la moelle épinière est depuis plusieurs années à l'ordre du jour. Les découvertes se sont succédées dans ce sens : des faits extrêmement remarquables ont été produits.

On ne s'est point contenté de ce premier résultat, on est allé plus loin. On a recherché avec le plus vif intérêt, si, parallèlement à ces lésions primitives, on ne voyait pas survenir des changements simultanés dans la nutrition des divers tissus.

Or, à ce double point de vue, l'observation qui va suivre mérite certainement d'être connue.

Observation X.

Fracture de l'humérus survenue à l'âge de 6 ans. — Paralysie plus ou moins rapidement complète de tout le membre supérieur. — Inflammation violente, suppuration prolongée au niveau du foyer de la fracture. — Mort à l'âge de 35 ans, d'une pneumonie.

Jean Billon, enfant de la Charité de Lyon, 35 ans, habitait en dernier lieu le Plantay (Ain) où il exerçait la profession de berger.

Depuis quelque temps, deux mois environ, malaise général mal défini, lassitude. Un peu d'essoufflement depuis la même époque; jamais d'hémoptysie.

Entré à l'Hôtel-Dieu, service de M. le Dr Bondet, n° 5, Saint-Augustin, le 9 mai 1868. Absence de point de côté ; expectoration presque nulle, légèrement visqueuse et filante, à peine et très-faiblement aérée.

Matité légère à la partie inférieure et postérieure du poumon droit, quelques râles à ce niveau.

Abattement assez marqué, pouls, 92.

11 mai. Même état, souffle, prostration.

Le 13. Fièvre vive, pouls, 120; peau très-chaude ; transpiration abondante. Raucité de la voix.

Le soir, affaissement extrême, agitation, délire.

Le 14. Mort à cinq heures du matin.

Cet homme était de taille moyenne, plutôt élevée; d'une constitution qui paraissait robuste. Depuis deux mois, il se plaignait de douleurs vagues qu'il attribuait au froid, auquel il s'était, dit-il, exposé à cette époque. Jamais auparavant la moindre douleur articulaire ou autre. Absence complète de bruits anormaux à la région du cœur. (Absence de lésions valvulaires à l'autopsie.)

Depuis deux mois, paralysie faciale droite : l'œil se fermait incomplétement; chute de la joue et de la commissure de ce côté; expression sardonique; langue droite non déviée, aisément mobile en tout sens; parole facile, autant que le permettait la paralysie; même aux derniers jours, avec la raucité de la voix, l'*articulation* se faisait bien.

Jusqu'au délire, qui arriva la veille de la mort, absence complète de troubles de l'intelligence et de la mémoire. Ce qu'il dit est sensé; nulle contradiction dans ses récits. Rien à la vue ; pas de bourdonnements d'oreilles.

Du côté des membres inférieurs, ni faiblesses marquées, ni fourmillements, ni crampes. Ces membres sont gros et vigoureux.

Le bras gauche est également très-développé et très-passablement musclé; il serre assez fortement.

Le bras droit est singulièrement plus petit que celui du côté opposé; saillies musculaires effacées. Absence complète de sensibilité et de mouvement.

Le malade raconte qu'à l'âge de six ans, il reçut un vigoureux coup de pierre qui vint frapper à la partie antérieure et supérieure du bras, fit une plaie profonde aux parties molles et fractura l'humérus.

Inflammation consécutive, suppuration d'environ deux ans, dont la preuve est faite par deux larges cicatrices irrégulières, étalées, ayant, la plus élevée, la largeur d'une pièce de 5 francs, la seconde, d'une pièce de 2 francs. Adhérence de la peau aux tissus sous-jacents.

S'il faut l'en croire, immédiatement après le coup et la fracture, paralysie complète de la sensibilité et de la motilité. Il avait 6 ans à cette époque : il se pourrait peut-être qu'elle n'eût pas été d'emblée complète, qu'elle le fût devenue plus ou moins rapidement plus tard.

Quoiqu'il en soit, lorsqu'il devint berger, l'insensibilité était telle, que marchant à travers les forêts et les rochers, le bras pendant, se balançant le long du tronc, il ne faisait nulle attention à lui, et souvent s'asseyait sur la main sans y prendre garde. Aussi cette main était-elle à chaque instant contusionnée, déchirée. De ces déchirures, de ces contusions perpétuelles, résultaient des *plaies interminables*, des inflammations qui persistaient à chaque fois un très-long temps; elles ont donné à cette main un aspect très-singulier.

Elle est beaucoup plus petite que la gauche, d'une teinte cyanique. Les doigts très-courts ont les extrémités amincies et ne portent pas d'ongles pour la plupart. A deux seulement, on en trouve des rudiments représentés par de petites masses irrégulières, cornées, qui au bout d'un certain temps dans l'alcool, se sont détachées comme des cors dans un bain, en laissant à leur place une petite cavité peu profonde.

Dans tout le membre supérieur droit, sécheresse très-marquée de la peau. Température beaucoup plus basse qu'au membre supérieur gauche.

Tous les mouvements communiqués étaient possibles dans tous les sens; ni raideur, ni crépitation.

Les muscles de l'épaule, le grand pectoral, le grand dorsal complétement paralysés; atrophie moins prononcée à leur niveau. Les muscles du cou plus faibles de ce côté; cependant les mouvements de la tête pouvaient se faire.

Autopsie. — *Poumon.* — Lobe inférieur volumineux, non hépatisé, ne se déchirant pas avec le doigt : lésions de la pneumonie des vieillards. Le reste gorgé de sang; ainsi que celui du côté opposé.

Absence de tubercules et d'adhérences pleurales.

Rien au cœur. Les reins paraissaient normaux.

Facial. — L'examen n'a point été fait dans l'aqueduc de Fallope. A l'extérieur et à son origine apparente, l'œil nu n'a rien fait constater; couleur et volume ordinaires.

Cerveau. — Pas d'adhérences anormales des méninges; a des coupes nombreuses, rien, en apparence du moins.

Le bulbe et la *protubérance* paraissaient intactes, et l'on verra plus loin que des altérations dans le premier, ont été signalées par le microscope.

Moelle épinière. — (Voir plus loin).

Nerfs spinaux. — (Voir plus loin).

Système vasculaire. — Les artères beaucoup plus étroites, moins élastiques, se rapprochant des grosses veines.

Système musculaire. — Atrophie énorme au membre supérieur droit tout entier, moins considérable aux muscles de l'épaule, aux pectoraux, au grand dorsal (Voir plus loin).

Système osseux et ses dépendances. — Le point de l'humérus où s'est faite la fracture, est à 6 centimètres du sommet de la tête. L'os fait à ce niveau un angle saillant en avant.

Tous les os du côté droit présentent un tissu compacte moins épais, un tissu spongieux plus abondant, creusé d'aréoles plus nombreuses, de vacuoles énormes, mais nulle part plus développées qu'à la tête humérale; toutes cavités remplies d'éléments graisseux. Au niveau du lieu de la fracture, quelques tubercules tenues traversent le canal libre au-dessous, qui paraîtrait sans leur présence se continuer jusque dans la tête osseuse.

Quelques dimensions.		A droite.	A gauche
Circonfér.	du bras (au niv. du creux axill.).	160 mm	260 mm
—	de l'avant-bras (ext. sup.)......	170	250
—	du poignet	155	185
Longueur	du membre supérieur.	480	820
—	de la clavicule (lig. dr.)	162	190
—	du scapulum (du somm. à la p.)..	170	190
—	de l'humérus..................	245	320
—	du radius......................	214	240
—	du cubitus.....................	220	265
—	du cinquième métacarpien......	40	55
Diamètre	de la tête humérale	40	55
—	de l'os vers son milieu.........	17	25
—	de l'ext. inf. (transv.)...........	50	65
—	du canal médull. (ant. post.)	10	15

La main mesurait, du sommet du condyle articulaire du poignet à l'extrémité du plus long des doigts, à droite, 140 millimètres; à gauche, 260.

Les pièces anatomiques, dont il vient d'être question, sont conservées dans le musée pathologique de M. Ollier. Elles ont été l'objet d'un examen microscopique fait avec le plus grand soin par M. le Dr Léon Tripier.

Voici la note qu'il me communique à ce sujet :

1° *Système nerveux.*

La moelle et les nerfs spinaux offrent un volume plus considérable qu'à l'état normal.

A. *Moelle épinière.* — Augmentation de volume, surtout à la région cervico-dorsale. En outre il y a une prédominance très-marquée à ce niveau, du côté droit sur le côté gauche. Sur des coupes pratiquées dans toute l'étendue du renflement dorsal, on voit à la partie antéro-latérale droite, une surface ovalaire qui proémine fortement en dehors, va en dedans jusqu'à la corne correspondante sur laquelle elle empiète légèrement, s'avance en avant jusqu'à 1 millimètre et demi environ du sillon médian antérieur, et se continue en arrière sur le prolongement de la commissure grise.

Plus en arrière, au niveau des faisceaux postérieurs du même côté jusqu'au sillon médian postérieur, et, à partir de ce point, au niveau des faisceaux postérieurs et antéro-latéraux du côté opposé, jusqu'à 3 millimètres environ du sillon médian antérieur, une espèce d'anneau surajouté à la periphérie de la coupe et plus renflé à gauche sur la ligne d'implantation des racines antérieures. Il a de 1 à 2 millimètres d'épaisseur.

Plus on se rapproche du bulbe, plus les saillies diminuent et se limitent à la partie antérieure des faisceaux antéro-latéraux. Plus on descend vers le renflement lombaire, plus elles tendent à disparaître et à occuper la partie interne des faisceaux postérieurs.

Au niveau des pyramides antérieures on en trouvait encore des traces très-évidentes. Dans tous ces points, le tissu médullaire était d'un blanc mat ou d'un brun très-foncé sur les pièces qui avaient séjourné dans l'acide chromique. On voyait des faisceaux atteignant 1[2 millimètre et même 1 millimètre d'épaisseur. Les faisceaux composant la queue de cheval variaient entre 2 et 3 millimètres d'épaisseur.

B. *Nerfs spinaux.* — Les racines sont surtout augmentées de volume dans les points qui correspondent aux saillies signalées plus haut. Les ganglions (y compris ceux des paires lombe-sacrées) sont plus considérables. Ceux du côté droit l'emportent sur ceux du côté gauche. Ils varient entre le volume du noyau d'une olive et celui du fruit tout entier. Les différentes paires cervico-dorsales forment des cordons qui mesurent de 5 à 8 millimètres d'épaisseur, particulièrement à droite, et du même côté jusqu'à la partie inférieure du plexus brachial.

Sur leur trajet il existe plusieurs tumeurs de la grosseur d'une noisette à celle d'une petite noix, plus ou moins aplaties et qui souvent relient deux ou trois paires nerveuses ensemble. Incisées, ces tumeurs ressemblent à des *myomes utérins*. Elles sont blanc-grisâtres, composées de plusieurs lobes et comme feutrées; à la periphérie, on voit çà et là des couches concentriques.

Toutes les branches terminales des plexus sont plus volumineuses des deux côtés. Le médian, à droite, vers la partie inférieure du bras, présente une tumeur semblable à celle des paires cervico-dorsales.

On a malheureusement omis d'examiner les nerfs qui se rendent dans les membres inférieurs et de même le système du grand sympathique.

Les différentes parties de la masse encéphalique, examinées à l'état frais, n'ont rien montré d'anormal.

Au microscope. On voyait partout des tubes nerveux hypertrophiés. Les plus petits mesuraient 0,003 millièmes, les plus volumineux 0,07 et 0,08 cent. de mill. La gaîne schwannienne était plus épaisse. Quant au cylindre d'axe, il avait parfois 0,005 millièmes et parfois 0,009 millièmes de millimètre (sans addition d'alcalis caustiques). A l'aide du chlorure d'or et du carmin, on pouvait voir, souvent sur plusieurs points de la même préparation, de 2 à 6 cylindres d'axe dans le même tube nerveux. La gaîne médullaire présentait ses caractères ordinaires.

La substance intermédiaire aux tubes nerveux, qu'elle fût granuleuse ou striée suivant les parties soumises à l'examen, paraissait plutôt moins abondante.

Dans la moelle on pouvait suivre des tubes nerveux hypertrophiés à travers la substance grise.

Les cellules ne paraissaient augmentées ni en nombre ni en volume. Au niveau des ganglions spinaux, les cellules semblaient moins nombreuses. Au surplus la disposition normale des éléments était changée ; il était assez difficile d'en bien juger.

Les ganglions les plus volumineux offraient une structure et une texture identiques à celles des tumeurs des nerfs proprement dits.

Au milieu d'une substance généralement granuleuse, pâle, parfois légèrement striée, on voyait entremêlés :

1° Des faisceaux de fibres très-réfringentes, se colorant comme les cylindres d'axes. De loin en loin on apercevait des renflements fusiformes, c'était le passage à l'état médullaire ; ou peut-être s'agirait-il de noyaux ; mais leur petit nombre, leur absence sur beaucoup de tubes et leur coloration très-faible avec le carmin faisaient plutôt penser à la première de ces opinions.

2° Des tubes nerveux complets, soit isolés, soit agglomérés sous forme de faisceaux.

3° On voyait en outre des éléments arrondis ou légèrement ovalaires, pâles, présentant des granulations très-brillantes, qui pourraient faire croire à des cellules; mais ce sont des coupes de un ou plusieurs tubes primitifs s'entourant peu à peu de substance médullaire.

2° *Système osseux et ses dépendances.*

En dehors des particularités relatives au développement, on constatait des lésions au niveau de toutes les articulations des membres supérieurs. Toutefois elles étaient beaucoup plus marquées à droite qu'à gauche. La capsule articulaire était distendue, épaissie et se confondait avec la synoviale qui présentait des prolongements, soit libres, soit adhérents à leurs deux extrémités. Ces derniers caractères étaient surtout très-marqués au niveau des culs-de-sac. Là on apercevait par transparence le tissu osseux qui était rosé et inégal. Le tissu cellulaire qui le recouvrait s'enlevait très-facilement, ainsi que le cartilage d'encroûtement, ulcère aminci avec lequel il se continuait. La quantité de liquide contenu dans les synoviales n'a pas été évaluée. Il était à droite filant, verdâtre.

« Toutes les têtes osseuses du côté droit étaient diminuées de volume et déformées; la tête humérale de ce côté était réduite de moitié comparativement à celle du côté opposé. Entre deux saillies évasées, l'une antérieure, l'autre postérieure, il existait une dépression verticale correspondante au rebord glénoïdien (subluxation en avant) de 4 millimètres de profondeur.

« Sur des coupes, on constatait un amincissement considérable ou même une disparition complète des cartilages, surtout dans les points qui ne supportaient pas de pression, là où ils se continuent à la fois avec la synoviale et le périoste. Ce dernier s'enlevait avec une très-grande facilité, bien qu'il ne fût pas épaissi.

« La lame de tissu compacte qui se trouve immédiatement au-dessus, avait à peu près complétement disparu. Enfin les tubercules de la substance spongieuse étaient extrêmement ténus et friables. La moelle avait une coloration pâle ou légèrement rosée. Partout elle était huileuse.

Au microscope et sur des coupes perpendiculaires, faites au niveau des parties amincies des cartilages, on voyait, au milieu d'une substance fondamentale, sombre et granuleuse du côté de l'os et dans les couches moyennes; striée, filamenteuse, ou subissant une sorte d'émiettement parcellaire à la partie supérieure libre, des cavités plus ou moins agrandies, irrégulières, et remplies de jeunes éléments contenant des granulations graisseuses. On voyait aussi un grand nombre de ces dernières entre les éléments.

Dans les points où le cartilage avait disparu, on ne trouvait plus qu'un tissu fibroïde, se continuant avec le tissu osseux sous-jacent. Celui-ci offrait une raréfaction très-marquée avec décalcification évidente. Les ostéoplastes étaient agrandis et ne contenaient plus que les granulations graisseuses. Les canalicules de Havers étaient énormes, à bords irréguliers.

Les éléments de la moelle renfermaient une grande quantité de granulations graisseuses. On voyait en outre de larges gouttes huileuses et de lamelles osseuses, libres, décolorées, en très-grande quantité.

III. — *Système musculaire.*

Les muscles du côté droit étaient atrophiés, blanchâtres ou légèrement rosés. A la coupe, ils huilaient fortement le papier, ce qui semblait tenir surtout à la graisse contenue entre les faisceaux, ceux-ci paraissant plutôt fibroïdes.

Les muscles du côté gauche avaient leur volume à peu près normal; ils étaient un peu décolorés par place; ceux conservés dans l'alcool offraient une teinte rouge-brique. Examinés au microscrope, ces derniers offraient, dans certains points, une teinte sombre; les stries transversales avaient disparu, et l'on ne trouvait plus que des stries longitudinales. Le volume des faisceaux primitif était réduit d'un tiers environ comparativement aux faisceaux voisins intacts. Les noyaux du sarcolemme paraissaient plus abondants.

Les premiers présentaient des lésions beaucoup plus avancées. Les tubes primitifs étaient complétement atrophiés, décolorés, et, à part quelques fibrilles striées, on ne trouvait plus que des fibres du tissu conjonctif confondu avec le sarcolemme revenu sur lui-même et plissé. Les noyaux paraissaient aussi plus abondants. Entre les faisceaux et de loin en loin, on rencontrait une grande quantité de cellules graisseuses.

Les nerfs ne semblent pas hypertrophiés.

Toutes ces lésions concordent entre elles et offrent le plus grand intérêt. Au point de vue pathogénique, on peut dire que la fracture a déterminé des phénomènes irritatifs du côté des nerfs correspondants, et, de proche en proche, l'ensemble du système nerveux rachidien a été envahi. Dans certains points, précisément ceux qui correspondent au côté malade, l'irritation ayant été plus considérable, à l'hypertrophie s'est jointe l'hyperplasie, d'où la formation de tumeurs névromateuses à tubes médullaires.

A leur tour, ces altérations des nerfs ont retenti sur la nutrition générale. Le système osseux avec ses dépendances a subi des lésions actives et passives qu'on retrouve partout, mais toujours moins prononcées à gauche qu'à droite.

On ne saurait mettre ces altérations sur le compte de l'immobilité, puisqu'elles siégent dans les lieux où n'existait que peu ou peu de pression. En outre, si le membre droit était plus ou moins paralysé, le gauche jouissait de tous ses mouvements. Les lésions du système musculaire viennent du reste confirmer cette manière de voir.

Il ne peut être question d'une cause diathésique telle que le rhumatisme ou la goutte.

Restent les lésions du cerveau et les dégénérations secondaires de la moelle que les résultats de l'examen excluent complétement.

En ce qui concerne le mode de formation des névromes, nous rappellerons : la multiplication des cylindres d'axe qui nous a paru évidente dans ce cas; le passage à l'état des tubes complets et l'absence de cellules pâles en dehors des ganglions spinaux : tous faits qui sont en discussion (Virchow, *Die krankhaften Geschwülste*, III, 13).

Il eût été intéressant de suivre dans la masse encéphalique les nerfs hypertrophiés que nous avons retrouvés dans les pyramides antérieures et la substance grise de la moelle.

En résumé, il s'agit d'une *névroplasie traumatique généralisée avec lésions secondaires des articulations et des muscles*. On peut rapprocher ces lésions articulaires, qui n'ont pas encore été décrites, autant que nous avons pu nous en convaincre, des arthropathies dont vient de parler M. Charcot (*Archives de physiologie*, nos 1 et 3, 1868), et les confondre sous le nom générique d'*arthropathies paralytiques*.

www.ingramcontent.com/pod-product-compliance
Ingram Content Group UK Ltd.
Pitfield, Milton Keynes, MK11 3LW, UK
UKHW031953260826
14628UKWH00005B/2020

9 782014 099041